MAIGRIR SANS REGIME NI MEDICAMENT

✓ Finie la frustration des régimes

✓ Finis les médicaments aux effets secondaires graves

✓ Finies les dépenses onéreuses

Devenir Mince et le Rester !

SOMMAIRE

QUELQUES NOTES INTRODUCTIVES

L'obésité touche une population non négligeable dans le monde. L'inactivité et les mauvaises habitudes alimentaires sont les facteurs les plus importants de la prise de poids. A cela s'ajoute pour la population féminine, la maternité et le dérèglement hormonal.

Plusieurs formes de régimes alimentaires très coûteux et contraignants ont vu le jour en quelques décennies.
Toutefois malgré l'efficacité de certains de ces régimes, le constat

général est que les carences et la frustration dues à la privation entrainent, d'une part une fragilité immunitaire qui rend la personne maladive, et d'autre part un état dépressif dû à la frustration qui pousse la personne à replonger dans une alimentation de compensation encore plus mauvaise. Il en résulte une reprise de poids plus importante et des problèmes de santé.

Beaucoup de personnes ayant essuyé des échecs dans leurs régimes finissent dans un état de dépression grave et un manque de confiance en soi qui peut détruire une vie entière.

Est-il vraiment nécessaire de se

priver jusqu'à la frustration pour essayer d'être belle ou beau? Lorsque le moral est au plus bas, on n'est certainement pas heureux, même avec quelques kilos en moins. Or le but recherché lorsqu'on essaie de perdre du poids, c'est de se sentir bien dans son corps et dans sa tête. Le principe même du régime comme étant une privation constante et sévère de tout ce qu'on aime manger met déjà en échec le résultat escompté, car se forcer et se priver à long terme peut difficilement contribuer à notre équilibre. On ne peut pas refouler indéfiniment et de façon si radicale, tout ce qu'on aime manger.

Lorsque le régime a échoué, beaucoup de personnes se tournent très souvent vers des pilules et médicaments « miracle », sensés brûler les graisses de l'intérieur tout en réduisant l'appétit pour entraîner un amaigrissement certain. Ces pilules ont fait leurs preuves, et certaines sont très efficaces. Mais sait-on toujours quels peuvent être les effets secondaires de tout ce qu'on avale ?
Combien de fois avez-vous vu au journal télévisé, de grands laboratoires en procès pour avoir commercialisé des médicaments

et pilules dont les effets secondaires ont mis en péril la vie des patients ?

Le fait que les médicaments « miracles » sont toujours testés et validés avant leur mise au marché n'est pas une garantie qu'ils sont inoffensifs. C'est souvent au bout de quelques années, quand les premiers cas se déclarent, qu'on découvre qu'à long terme certains produits sont dangereux et susceptibles d'avoir des effets secondaires graves comme le cancer.

Un médicament reste un composé chimique. Si son effet à court terme est visible, les effets à long terme ne peuvent être connus que s'ils sont testés pendant des années sur du long terme.

Selon la commission de pharmacovigilance, environ 18000 décès seraient imputables chaque année en France aux effets secondaires des médicaments.[1] Ce chiffre est considérable. Très peu de gens voudraient risquer leur vie s'ils connaissaient à l'avance les risques encourus en prenant certaines pilules.

1. Le Monde.fr avec AFP I 27.05.2013 à 16h50 • Mis à jour le 27.05.2013 à 17h09
    En savoir plus sur
    http://www.lemonde.fr/sante/article/2013/05/27/les-medicaments-causent-au-moins-18-000-morts-en-france_3418273_1651302.html#HTgpgK2D50xrEI8e.99

Malheureusement, même les spécialistes ne peuvent pas toujours prévoir les effets secondaires tardifs d'un médicament.

Au regard des constats établis sur les conséquences des régimes et des médicaments, il paraît évident que ces méthodes comportent trop de limites et de risques tout en étant très onéreuses financièrement.

N'est-il pas possible de maigrir de façon plus naturelle, avec un moral épanoui et une vie sociale équilibrée ?

La réponse est oui, en adoptant une hygiène de vie bénéfique à notre santé, avec trois principes simples, naturels et à portée de tous que je vais vous proposer dans les chapitres suivants.

Vous aller découvrir à quel point il est facile de retrouver la ligne et rester mince, juste en BUVANT, en MANGEANT et en BOUGEANT en douceur.

TROIS PRINCIPES À PORTEE DE TOUS

À la question de savoir s'il est possible de maigrir sans avoir recours à des régimes contraignants, des médicaments ou des séances de torture interminables en salle de sport, la réponse est OUI !

OUI ! Il est possible de maigrir en mangeant ce qu'on aime pour préserver l'équilibre moral d'une personne libre et satisfaite de sa vie.

OUI ! Il est possible de maigrir sans exposer sa santé à des maladies issues de quantités importantes de pilules dangereuses.

OUI ! Il est possible d'avoir des formes bien dessinées sans avoir à se torturer pendant des heures en salle de gym tous les jours.

OUI ! Il est possible de DEVENIR et RESTER MINCE, de façon naturelle et facile, en prenant du plaisir. Il suffit pour cela de BOIRE, MANGER, et BOUGER EN DOUCEUR, selon la méthode qui va suivre.

N.B. Avant de continuer, il est important de préciser que cette méthode s'adresse à des personnes ayant quelques kilos en plus et désirant retrouver leur ligne, un corps bien structuré, et rester mince. Cette méthode ne s'adresse pas à des personnes dont l'obésité est une pathologie nécessitant une intervention ou un suivi médical.

Boire, Manger et bouger en douceur, la méthode révolutionnaire et saine pour devenir et rester mince.

BOIRE

Le corps humain est composé d'environ 70% d'eau.
Après l'oxygène, l'eau est l'élément le plus essentiel de la vie.

L'eau :

- Élimine les déchets de la digestion et des divers processus métaboliques
- Maintient le volume du sang dans l'organisme
- Permet l'absorption et le transport des nutriments ingérés

- Permet l'activité neurologique du cerveau
- Permet de lubrifier les articulations
- Assure l'hydratation de la peau

MAIGRIR EN BUVANT

Les médecins et professionnels de santé nous conseillent de boire beaucoup d'eau. Outre son rôle vital pour la santé, l'eau joue un rôle essentiel dans notre programme minceur naturel sans régime.

Notre corps élimine environ 2

litres d'eau chaque jour par les urines, les selles, la transpiration et la respiration.

Environ la moitié de l'eau qui est nécessaire à notre corps est fournie par l'alimentation, surtout quand celle-ci comporte beaucoup de fruits et légumes. Il n'est donc pas obligatoire de boire absolument 1,5 litre d'eau par jour, si on s'hydrate suffisamment par une alimentation équilibrée.

Dans notre programme minceur, la première étape consiste à boire suffisamment.

L'importance de l'eau dans la perte ou l'équilibre du poids a été prouvée par des études scientifiques. Selon un article publié par le Dr Donald S. Robertson, M.D., M.Sc., auteur du *Snowbird Diet* :

- L'eau diminue l'appétit et aide à transformer les graisses. Un accroissement de la consommation d'eau réduit la déposition des graisses, car les reins ne fonctionnent correctement qu'avec un apport suffisant en eau. Lorsque le rein fonctionne mal, une partie de son travail est prise en charge par le foie. Or, une des fonctions essentielles du foie est de transformer les graisses stockées en énergie utilisable par le corps. Si le foie est débordé de travail parce qu'il assume en plus une fonction des reins, il transforme moins de graisses en énergie et en stocke une quantité considérable. Ce qui entraîne inévitablement une prise de poids. Il est donc nécessaire de boire suffisamment d'eau pour permettre un bon fonctionnement des reins et réduire les risques de stockage en graisses par un mauvais fonctionnement du foie.

- Boire suffisamment évite la rétention d'eau. Lorsque le corps ne reçoit pas une quantité suffisante d'eau, il perçoit cette situation comme une menace à sa survie. Il emmagasine alors chaque goutte d'eau disponible à côté des cellules. Ceci se manifeste en général par un gonflement des chevilles, des jambes et des mains.

  La rétention d'eau peut aussi être causée par une alimentation trop salée. L'organisme ne tolère le sel que dans certaines proportions. Lorsque la quantité absorbée est trop importante, le corps retient l'eau pour en diluer l'excédent. Or une rétention d'eau due au sel peut être évitée en buvant suffisamment d'eau pour permettre une élimination par les reins.

- L'eau aide à maintenir un tonus musculaire optimal. En empêchant la déshydratation des muscles, l'eau entretient leur capacité naturelle à se contracter. En outre, lors du processus de perte de poids, l'eau réhydrate les cellules qui ont rétréci, ce qui retend la peau et lui donne un aspect clair, sain et élastique.

- L'eau aide l'organisme à éliminer ses déchets. En phase de perte de poids, l'organisme doit se débarrasser de plus de déchets provenant de toute la graisse métabolisée. Une quantité suffisante d'eau y contribue.

COMBIEN FAUT-IL BOIRE D'EAU ?

Les besoins en eau d'une personne varient entre 2 à 3 litres. Sachant que tous les aliments que nous consommons nous fournissent environ la moitié de nos besoins en eau, il nous reste à boire environ 1,5 litre d'eau chaque jour, environ l'équivalent de 6 verres de 25 cl. Pour ceux qui n'aiment pas trop boire, privilégiez une alimentation hydratante, riche en fruits et légumes.

BOIRE UN VERRE D'EAU AVANT CHAQUE REPAS.

Dans une étude menée par la doctoresse Brenda Davy, professeure associée de nutrition humaine, des aliments et de l'exercice physique à l'université de Virginia Tech aux Etats-Unis, il est scientifiquement prouvé que boire de l'eau avant chaque repas permet de consommer en moyenne 75 calories de moins par rapport à ceux qui ne le font pas [1].

1. http://sante.lefigaro.fr/actualite/2010/08/29/10382-boire-leau-pour-maigrir

Cela peut paraître négligeable, mais si vous avez mangé 75 calories de moins au déjeuner et au dîner, vous avez des chances de perdre environ 6,5 Kilogrammes!

Afin de prouver que l'eau est un coupe faim et que bien boire emmène inévitablement à perdre du poids, le
Pr Brenda Davy a fait une étude portrait sur des adultes inactifs, âgés de 55 à 75 ans, tous souffrant de surpoids.
Deux groupes ont été constitués et ont suivi exactement le même régime. Les membres du premier groupe s'engageaient à boire un

demi-litre d'eau avant chacun des trois repas quotidiens. Ceux du second groupe ne modifiaient rien à leurs habitudes. Au bout de 12 semaines, les membres du premier groupe avaient en moyenne 2 kilos en moins par rapport à ceux du second groupe.

En conclusion, boire suffisamment d'eau, et surtout boire un verre d'eau avant chaque repas s'avère être un moyen qui limitera votre sensation de faim, vous évitera de consommer des excès, et vous permettra de façon naturelle, douce et irréversible, de perdre vos kilos superflus.

MANGER

Lorsqu'on veut perdre du poids en gardant le moral au beau fixe, il ne faut pas s'imposer des objectifs inaccessibles.

On doit pouvoir perdre du poids en gardant **le plaisir** de manger. Les repas ne doivent pas se transformer en cures médicamenteuses ou séances formelles de consommation des besoins nutritionnels calculés, qui ne tiennent pas compte des goûts.

Notre programme minceur se compose de quelques principes simples et diététiques pour une bonne hygiène alimentaire, une ligne constante et une santé parfaite.

Avant d'entrer dans le vif du sujet, voici quelques conseils sur des principes auxquels il faut s'habituer :

- Respecter les trois ou quatre repas quotidiens, ne surtout pas sauter de repas.
- Prendre un petit déjeuner copieux, un déjeuner équilibré, et un dîner plutôt léger.
- Privilégier le fait-maison en gardant une main légère sur les matières grasses
- Prendre le temps de manger, bien mastiquer les aliments pour rallonger le repas et

éviter la surconsommation, tout en facilitant la digestion.
- Ne jamais grignoter entre les repas

LE PETIT DEJEUNER

Le petit déjeuner est un repas très important qu'il faut prendre consistant pour une bonne forme jusqu'à l'heure du déjeuner. On peut se permettre de le prendre un peu copieux, car étant le premier repas de la journée il constitue un plein d'énergie dont on aura besoin pour être en forme dans la journée. De plus, les calories prises en début de journée sont davantage brulées que les calories prises en fin de journée.

Voici un exemple de petit déjeuner équilibré :

- Un produit céréalier (ex 50 g de pain complet, ou des biscottes) avec au maximum 5 g de beurre.
- Un produit laitier (ex un pot de yaourt ou du lait)
- Une boisson (ex café, thé, chocolat chaud)
- Un fruit (ex 1 pomme, 1banane, ou un verre de jus d'orange100% pressé).

Astuce : Si vous avez des problèmes de cholestérol, préférez la margarine au beurre, car la margarine est composée de matières grasses végétales pouvant contribuer à réduire le taux de cholestérol. Toutefois n'en abusez pas, car ça reste un produit gras et calorique.

LE DEJEUNER

Pour maigrir durablement, le plus important au niveau de votre alimentation n'est pas de vous priver, mais plutôt d'adopter de bonnes habitudes alimentaires une fois pour toutes.

La plupart des régimes provoquent des carences alimentaires importantes qui fragilisent la santé et entrainent un déséquilibre physiquc et mental. Vos repas doivent comporter aussi bien des lipides, des glucides, des protéines, des vitamines et des fibres, sinon il en résulterait des carences néfastes pour la santé. Votre alimentation doit être basée sur vos goûts tout en respectant les apports journaliers d'éléments nutritifs nécessaires. Ainsi vous ne connaîtrez plus les frustrations entraînées par des régimes draconiens.

Pour atteindre votre objectif minceur ou garder la ligne, certaines règles simples sont nécessaires au quotidien, des règles qui, non seulement vous feront perdre les kilos superflus, mais aussi vous garantiront une santé de fer pour votre bien être.

- Gardez un maximum de plaisir au repas, donc privilégiez ce que vous aimez manger en restant raisonnable sur les quantités et en limitant les matières grasses.
- Mangez lentement et arrêtez dès que vous sentez la satiété arriver.
- Rangez votre balance dans un placard : il est inutile de se

peser souvent. Une fois par mois suffit. C'est important pour ne pas tomber dans la psychose des grammes pris ou perdus au quotidien car il vaut mieux mincir lentement et sûrement plutôt que se mettre la pression et stresser.

- Insérez quelques féculents à chaque repas (sans abuser sur les proportions) : pâtes, riz, pommes de terre ou pain. Ils procurent un sentiment de satiété et l'énergie nécessaire pour ne pas grignoter par la suite. **Limitez toutefois les sauces d'accompagnement trop grasses**.
- Enrichissez votre

alimentation en fruits et légumes, crus ou cuits, ils sont généralement peu caloriques et apportent les vitamines nécessaires pour résister à de multiples maladies.

- Prenez l'habitude de boire un verre d'eau avant et si possible pendant le repas, cela entraine plus facilement la satiété afin d'éviter de se resservir. Si vous n'aimez pas l'eau plate, vous pouvez troquer avec un jus de fruit sans sucre ajouté (et surtout pas à base de concentré), ou une boisson rafraichissante faible en sucre.

COMMENT BIEN COMPOSER SON ASSIETTE?

Pour manger équilibré, Mangez de tout ! Mais attention aux proportions. Un repas équilibré, c'est environ 1/3 de légumes, 1/3 de féculents, 1/3 de protéines, 1 fruit et 1 laitage.
Le principal est de ne pas agrémenter le tout de sauces riches en matières grasses. Privilégiez de très faibles quantités de matières grasses dans vos sauces.

.LES PROTEINES : Les

viandes, poissons et œufs offrent de bonnes protéines nécessaires à l'organisme.

Préférez les viandes maigres. Pour déjeuner équilibré, il vous faut environ 100 g de viande (ou 150 g de poisson ou 2 œufs).

.LES FECULENTS (sucres complexes)

Les féculents ou sucres complexes sont riches en amidon et fournissent à l'organisme de l'énergie sur plusieurs heures. Les céréales et les légumes secs vous apportent, par ailleurs, une source appréciable de protéines, et vous permettent de réduire votre consommation de viande (souvent riche en graisses cachées).

.LES LEGUMES

Les légumes regorgent de fibres et de vitamines, le tout pour un apport calorique très réduit. Vous pouvez en manger à volonté. Pour un déjeuner équilibré, prenez environ 200gr de légumes.

.LES FRUITS

Les fruits contiennent des vitamines, des sels minéraux et du fructose. Très bons pour la santé, les fruits permettent de renforcer les défenses naturelles et d'être résistants face à plusieurs maladies, notamment en hiver lorsque l'organisme est fragilisé.

Pour un déjeuner équilibré, prenez environ 100 g de fruits.

.LES LAITAGES

Les laitages sont une source essentielle en protéines et en calcium. Pour limiter votre consommation de lipides, préférez les produits demi-écrémés. Et quand vous choisissez un fromage, sachez que plus il est dur, plus il est calorique.

.LES MATIERES GRASSES

Les matières grasses sont très caloriques, donc à consommer avec modération. Préférez les matières grasses d'origine végétale aux matières grasses d'origine animale qui contiennent beaucoup d'acides gras saturés, nocifs pour les artères et pouvant favoriser certains cancers.

Les matières grasses végétales sont riches en acidcs gras mono et polyinsaturés, qui contribuent à faire baisser le taux de mauvais cholestérol. Il est recommandé de choisir au moins deux huiles différentes
(Ex. olive, colza), et pour les tartines, préférez la margarine au beurre. Tout ceci, en quantité modérée (environ 5g de beurre et 10 g d'huile maximum par jour).

LE GOÛTER

Le goûter permet d'éviter le grignotage et les doubles portions au dîner. En plus des trois repas quotidiens le goûter est un allié santé et forme, à condition toutefois de respecter quelques règles. Se faire un petit plaisir à 4h ne signifie pas qu'il faut avaler n'importe quoi. Pour que le goûter soit intéressant, il faut qu'il apporte un vrai plus dans l'alimentation. Il faut donc privilégier les fruits dont la consommation n'est souvent pas suffisante, quelques sucres lents qui rassasient, et les produits laitiers.

Voici quelques exemples de goûters:

Un yaourt avec une pomme ; Une barre de céréales avec un jus d'orange ; Des dés de fromage avec une tranche de melon, ou 4 petits beurres et une compote de fruits sans sucre ajouté.

LE DÎNER

Pour perdre les kilos superflus et garder la ligne, le dîner, c'est bien connu, doit être le repas le plus léger de la journée. Autant le petit déjeuner peut être copieux, autant le dîner doit être léger, car les calories consommées le soir ne sont pas dépensées.

De temps en temps vous pouvez vous permettre des dîners copieux quand par exemple vous êtes invité chez des amis. Ne culpabilisez pas, car les quelques fois où vous vous lâchez ne changeront pas grand chose si en règle générale, vous mangez léger le soir.

Voici quelques conseils pour manger équilibré et léger le soir :

- Evitez les matières grasses et les sucres rapides le soir.
- Pensez soupes et salades en entrée pour se remplir l'estomac d'entrée de jeu et éviter de craquer sur tout ce qui passe. Les soupes ou les salades peuvent même faire office de repas principal si on les accompagne de pain et d'un dessert léger pour compléter notre alimentation.
- Vous pouvez mangez des féculents (pâtes et riz), mais attention aux sauces et assaisonnements qui doivent

être faibles en matières grasses.

- Ne pas se priver de dessert: un dessert léger va vous permettre de terminer en douceur votre journée. Pensez aux yaourts pas trop gras et aux fruits qui vont compléter vos besoins en calcium et en vitamines.
- Essayez au maximum d'éviter le soir, les desserts trop gras comme les gâteaux industriels.

BOUGER EN DOUCEUR

Faire du sport c'est l'une des meilleures façons de perdre du poids, garder la forme et rester en bonne santé.

Seulement, tout le monde n'a pas le temps, les moyens, ou même la volonté et l'envie de se faire torturer dans les salles de sports avec des programmes sportifs draconiens. Or il est indispensable de bouger un minimum pour garder la ligne et la forme.

Vous allez constater qu'avec quelques exercices et quelques

habitudes simples, vous pouvez garder votre ligne, un corps ferme et une bonne santé.

Le meilleur sport est avant tout, le jogging ou le footing au moins 2 fois par semaine. Pour la marche, 30 min par jour peuvent suffire pour garder la forme. Si vous n'avez pas de temps pour la marche, alors optez pour la gym minimum 3 fois par semaine, à la maison, ou en salle de gym pour celles ou ceux qui le peuvent. La gym est d'autant plus intéressante que vous pouvez faire des exercices spécifiques pour cibler l'affermissement et le travail de certaines parties du corps (ventre plat, cuisses, etc.)

Vous avez aussi le choix entre le cyclisme, l'aérobic et la nage tout simplement. Ce qui compte le plus, c'est la régularité et l'endurance sur la pratique des exercices.

Il ne sert à rien de pratiquer un sport dur et intense une fois de temps en temps et à courte durée. Optez pour des exercices que vous pouvez pratiquer facilement, à une heure qui ne vous contraint pas à sacrifier des obligations de votre planning. (Exemple, matin au réveil avant la douche...)

Au début, vous aurez certainement du mal à vous adapter, mais vous constaterez qu'à force de faire ces petits exercices, cela deviendra vite une habitude. Et entretenir votre corps deviendra vite un plaisir, surtout lorsque vous constaterez les effets bénéfiques sur votre silhouette. Juste après le sport, buvez beaucoup d'eau pour faciliter l'élimination des toxines et le drainage.

VOICI QUELQUES EXEMPLES D'EXERCICES SIMPLES SUSCEPTIBLES DE VOUS INTERESSER

NB : Avant de pratiquer toute activité sportive à la maison, consultez votre médecin traitant et vérifiez que les exercices choisis sont compatibles avec votre santé.

Tonifier le corps

- ## Le Squat

Pour affiner la silhouette, tonifier les cuisses, le fessier et les ischio-jambiers :

Tenez-vous debout avec les pieds

à la largeur des épaules, les mains levées au niveau de la poitrine devant vous ou posées sur les hanches. Pliez les genoux et fléchissez légèrement comme si vous alliez vous asseoir sur une chaise, le dos bien droit. Les genoux ne doivent pas dépasser le niveau des orteils, les talons au sol.

Relevez vous à la position de départ pour terminer le mouvement. Faites le 10 à 30 fois selon votre résistance.

Tonifier le dos, les bras, les pectoraux et les abdominaux: pompes au mur

Tenez-vous debout devant un

mur, les pieds à la largeur des épaules. Placez vos mains sur le mur à la hauteur et à la largeur des épaules. Les pieds au sol, les abdominaux contractés et votre dos bien droit, fléchissez les bras pour approcher lentement votre corps du mur. Si vous le pouvez, laissez votre poitrine toucher le mur. Allongez les bras en extension complète pour terminer le mouvement. Faites de 6 à 8 répétitions.

Ventre plat et abdominaux toniques

- **Le relevé de buste**
Allongez-vous sur le dos et

amenez les jambes vers les fesses en pliant les genoux.

Posez les pieds à plat et plaquez le bas du dos (lombaires) au sol. Croisez les bras et posez les mains sur la poitrine. Relevez le menton, à une largeur de main environ du buste, et regardez au plafond. Contractez fortement les abdominaux et, en expirant, soulevez le plus possible la tête et les épaules du sol. Les abdos toujours contractés, abaissez les épaules en inspirant et posez la tête sur le sol. Pour débuter : 8 fois, 2 séries

- **Le pont**

Allongez-vous sur le dos, bras le

long du corps, mains à plat sur le sol. La tête doit rester posée au sol durant tout l'exercice. Fléchissez les genoux. Soulevez le bassin le plus haut possible jusqu'à ce que les cuisses s'alignent avec le tronc. Respirez profondément en contractant fortement les fessiers. Comptez jusqu'à 10. Abaissez lentement les fesses sans relâcher la contraction puis, sans les poser au sol, enchaînez immédiatement avec le mouvement suivant. Pour débuter : 20 fois, 2 séries.

Exercices pour les obliques

- **Relevé de buste croisé**
Allongez-vous sur le dos, placez

votre cheville droite sur votre jambe gauche fléchie (pied à plat au sol), placez votre main gauche sur la tempe gauche et votre main droite sur votre hanche droite. Inspirez et relevez le buste en vous enroulant vers l'avant tout en amenant votre coude gauche vers votre genou droit.

Expirez lors du mouvement. Revenez à la position initiale en déroulant votre dos jusqu'aux omoplates de manière lente, et recommencez. Faites 3 séries de 10 répétitions à gauche et à droite avec 1 min 30 de repos.

- **Le ventre creux**

Placez-vous à quatre pattes sur le sol. Inspirez par le nez et sur une longue expiration, rentrez votre ventre au maximum. Maintenez ce creux abdominal durant la durée demandée. Et recommencez. Débutante : 3 séries de 5 fois 5 s. statique avec 1 min 30 de repos.

Muscler les jambes

• Les fentes

Placez-vous debout, un pied décalé vers l'avant de 1m, les mains posées sur vos hanches. Inspirez et effectuez une flexion de la jambe avant en gardant votre tronc le plus droit possible. Lors de la fente, votre cuisse déplacée vers l'avant doit se stabiliser à l'horizontale. Revenez en position initiale et expirez.

Recommencez le mouvement avec la même jambe. Faire 3 séries de 10 répétitions avec 2 min de repos.

- **La chaise**

Départ : Placez-vous debout, bien droit, les pieds plantés dans le sol. Descendez lentement en flexion jusqu'à atteindre l'horizontale avec vos cuisses et bloquez. Restez en position le temps demandé. Faire 3 séries de 30 s avec 2 min de repos.

CONCLUSION

Tout le monde a le droit de s'aimer, d'être bien dans sa peau et dans son corps. Il est important de se plaire d'abord à soi même avant de plaire aux autres. C'est pourquoi il est conseillé de se décomplexer, de prendre le temps de se faire plaisir, de prendre de bonnes habitudes alimentaires, et de croquer la vie à pleines dents. Pour cela, boire, manger et bouger intelligemment peut tout changer, à commencer par notre silhouette.

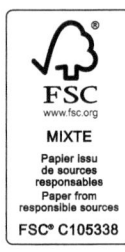

Edition : BoD - Books on Demand
12/14 rond-point des Champs Elysées, 75008 Paris
Imprimé par Books on Demand GmbH, Norderstedt, Allemagne
ISBN : 9782322174546
Dépôt légal : janvier 2018